CONTRIBUTION A L'ÉTUDE

DE LA

GASTRITE SCLÉREUSE HYPERTROPHIQUE

(SES RAPPORTS AVEC LE CANCER)

PAR

E. PETIBON

DOCTEUR EN MÉDECINE DE LA FACULTÉ DE PARIS
ANCIEN INTERNE DES HOPITAUX ET DE LA MATERNITÉ DE ROUEN
EX-CHEF DE CLINIQUE A L'HOPITAL OPHTALMIQUE DÉPARTEMENTAL
(MÉDAILLE D'OR DU DÉPARTEMENT 1890)

ROUEN

ANCIENNE IMPRIMERIE LAPIERRE

1, Rue Saint-Etienne-des-Tonneliers, 1

1895

CONTRIBUTION A L'ÉTUDE

DE LA

GASTRITE SCLÉREUSE HYPERTROPHIQUE

(SES RAPPORTS AVEC LE CANCER)

PAR

E. PETIBON

DOCTEUR EN MÉDECINE DE LA FACULTÉ DE PARIS
ANCIEN INTERNE DES HOPITAUX ET DE LA MATERNITÉ DE ROUEN
EX-CHEF DE CLINIQUE A L'HOPITAL OPHTALMIQUE DÉPARTEMENTAL
(MÉDAILLE D'OR DU DÉPARTEMENT 1890)

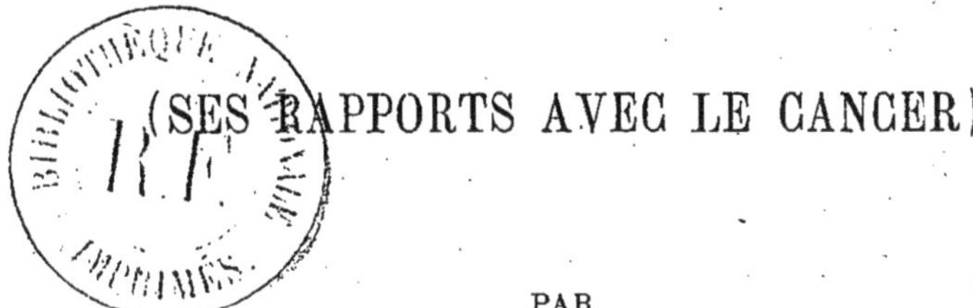

ROUEN

ANCIENNE IMPRIMERIE LAPIERRE
1, Rue Saint-Etienne-des-Tonneliers, 1

—

1895

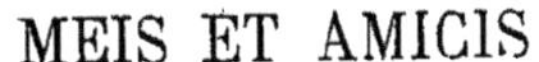

MEIS ET AMICIS

A MON PRÉSIDENT DE THÈSE

Monsieur le Professeur POTAIN

MEMBRE DE L'INSTITUT

OFFICIER DE LA LÉGION-D'HONNEUR

INTRODUCTION

Au mois de mai 1895, mourut, dans le service de M. le docteur Olivier, à l'Hôtel-Dieu de Rouen, un malade, Ch. B., qui avait présenté, pendant son séjour à l'hôpital, les symptômes du cancer de l'estomac. Les troubles dyspeptiques, la cachexie progressive, l'âge du malade (54 ans), la sensation d'une tumeur à l'épigastre, tous ces signes pouvaient en imposer pour une tumeur de l'estomac.

A l'autopsie, on trouva un épaississement considérable des parois de l'estomac et de l'œsophage, sans ulcération cancéreuse; les tissus sclérosés avaient une consistance ligneuse et criaient sous le couteau. On était donc tenté de porter le diagnostic de gastrique scléreuse hypertrophique simple ou *linite plastique*, et ce cas eût été, en tous points, assimilable aux cas déjà décrits par les auteurs. Il présentait cependant cette particularité intéressante, que la sclérose comprenait non seulement toute l'étendue de l'estomac, mais encore une grande partie de l'œsophage et quelques points du colon transverse.

Mais un examen plus attentif fit découvrir dans la colonne vertébrale, aux régions dorsale et lombaire, des foyers de ramollissement, accompagnés en certain points d'hyperostose. L'idée du cancer se présenta immédiatement à l'esprit et, en effet, les examens multiples pratiqués par M. le docteur Halipré dans les noyaux de la colonne vertébrale, dans l'estomac, l'œsophage, le colon transverse et les ganglions, révélèrent la présence de productions cancéreuses.

Nous avons pensé qu'il était intéressant de prendre comme sujet de notre thèse cette observation et l'examen histologique qu'elle a provoqués, persuadé qu'ils contribueraient à fixer les rapports de la linite plastique et du cancer.

Nous avons reproduit quelques-unes des coupes pratiquées. Nos dessins représentent, l'un la paroi stomacale, un autre les tuniques œsophagiennes, un troisième la coupe d'un ganglion. Les trois autres reproduisent une zone choisie dans chacune des précédentes préparations microscopiques et permettent de voir manifestement de grandes cellules atypiques, à gros noyau, enserrées dans des alvéoles ou disposées en traînées au milieu du tissu conjonctif.

Dans la coupe totale de la paroi œsophagienne, nous avons dessiné une région remarquable, en ce qu'elle présente un véritable filon cancéreux, développé dans une fente lymphatique.

Pour les figures d'ensemble, nous nous sommes servis d'un faible grossissement (objectif de Leitz, n° 3); pour les autres, nous avons eu recours à l'objectif de Leitz, n° 1/12.

Avant d'aborder notre sujet, qu'il nous soit permis d'adresser à M. le docteur Halipré tous nos remerciements pour la gracieuseté avec laquelle il a bien voulu guider nos travaux et aider nos recherches. C'est lui qui nous a inspiré l'idée de cette thèse, et nous n'avons été que son collaborateur. La bienveillance avec laquelle il a dirigé nos pas dans ces études histologiques ne s'effacera jamais de notre souvenir.

Nous prions M. le docteur Olivier d'agréer l'expression de notre gratitude, pour l'obligeance avec laquelle il a mis à notre disposition l'observation sur laquelle repose notre étude.

Nous ne saurions, dans notre travail inaugural, oublier

le généreux concours de notre ami Robert Lecomte, interne des hôpitaux de Rouen.

Que MM. Delabost, Dubreuil, Gargam, Ballay, Brunon, Lerefait, Chaboux, Gauran et tous nos maîtres dans les hôpitaux et à l'Ecole de Médecine de Rouen, reçoivent ici l'hommage de notre sincère reconnaissance, pour la bienveillance qu'ils nous ont toujours témoignée.

Que M. le professeur Potain veuille bien agréer nos sentiments de reconnaissance, pour le grand honneur qu'il nous fait d'accepter la présidence de cette thèse.

DIVISION DU SUJET

Dans cette thèse, nous nous proposons de faire d'abord l'historique de la gastrite scléreuse hypertrophique, en exposant les diverses hypothèses émises jusqu'alors, pour expliquer sa nature et son évolution.

Puis nous rapporterons l'observation inédite et l'examen histologique, qui nous ont fourni les éléments de ce travail.

Nous terminerons en exposant et en discutant les conclusions que nous ont suggérées notre étude.

HISTORIQUE

Depuis longtemps, l'hypertrophie des parois de l'estomac et de l'intestin a été signalée en dehors de toute production néoplasique. Cette hypertrophie, surtout fréquente au niveau de l'orifice pylorique, est parfois assez marquée pour constituer une véritable tumeur, appréciable à travers la paroi abdominale. Elle peut en imposer pour un cancer à l'examen clinique, et cela d'autant plus facilement que l'hypertrophie, portant sur les tuniques internes, amène un rétrécissement de l'orifice et provoque les symptômes classiques de la sténose pylorique. Andral, Bricheteau et Cruveilhier ont attaché leur nom à l'histoire de cette question. Cruveilhier lui consacre un grand chapitre, dans son *Anatomie pathologique;* il fait remarquer l'existence de l'hypertrophie, accompagnant toujours le cancer, mais soutient que l'hypertrophie est propre, indépendante du cancer : « Un grand nombre de prétendus cancers du pylore ne sont autre chose qu'une hypertrophie de cette région » (1).

Ces idées furent accueillies avec faveur en Angleterre, et un certain nombre d'observations furent publiées dans ce sens. La conclusion reste toujours la même, et, après des examens histologiques répétés, les auteurs admettent qu'il

(1) *Anatomie pathologique générale*, tome III, page 25.

s'agit d'une *hypertrophie scléreuse* de l'estomac, sans relation avec le cancer.

Brinton, qui s'est occupé spécialement de cette affection, l'appela : *inflammation cirrhotique* ou *linitis plastique*. Il insiste sur les lésions de la séreuse, qui sont, dit-il, toujours plus accusées que celles de la muqueuse. Il rejette absolument l'hypothèse de lésion cancéreuse. Il admet que l'induration est due à l'infiltration uniforme par une même substance (1).

Andral, dans son précis d'anatomie pathologique, note aussi l'épaississement au voisinage du pylore par hypertrophie pure et simple du tissu sous-muqueux; il le signale aussi aux environs de l'ulcère rond et le rapproche même des callosités que l'on observe autour des ulcères variqueux. Mais le contrôle histologique manque à cette distinction entre le squirrhe malin et squirre bénin.

En France, MM. Hanot et Gombault publient, en 1882, un mémoire sur la *gastrite chronique avec sclérose sous-muqueuse hypertrophique et rétro-péritonite calleuse*, auquel nous empruntons une grande partie des renseignements bibliographiques qui précèdent. Dans cette étude très-documentée, où sont analysés les travaux antérieurs importants, publiés sur la question, MM. Hanot et Gombault présentent une nouvelle observation, avec autopsie et examen histologique. La valeur de cette importante publication nous fait un devoir d'en retracer les grandes lignes.

Il s'agit d'un homme de 45 ans, entré dans le service de M. Hanot. Profondément cachectique, malade depuis un an, cet homme a eu des hématéméses, mais pas de vomissements alimentaires. Amaigrissement progressif, ballonnement du ventre, œdème des membres inférieurs, ascite, pas d'hypertrophie du foie ni de la rate, pas d'alcoolisme, pas

(1) Brinton, *Maladies de l'estomac*, 1870.

de syphilis. Il succombe quatre jours après son entrée à l'hôpital.

A l'autopsie, on trouve le grand épiploon ratatiné, parsemé de granulations rougeâtres et sillonné de brides conjonctives ; l'épiploon gastro-hépatique est épaissi. La grosse tubérosité de l'estomac a contracté des adhérences fibreuses avec le diaphragme. Tout le tissu conjonctif qui double le péritoine de l'arrière-cavité des épiploons est épaissi et induré. Petits ganglions durs et grisâtres. La palpation de l'estomac dénote une induration de la région pylorique.

A l'ouverture, on constate que la muqueuse est dense, lisse, décolorée, indurée. Pas d'ulcérations. La lésion limitée à la région pylorique, forme un anneau complet, large de deux travers de doigts. La section des parois stomacales montre que la lésion n'est pas limitée à la muqueuse, mais porte sur toutes les tuniques de l'estomac.

L'épaisseur totale des parois atteint un peu plus de 1 cent. 1/2.

L'examen histologique montre qu'il s'agissait d'une hypertrophie portant sur toutes les tuniques de l'estomac, sauf sur la muqueuse dont les éléments glandulaires avaient disparu et qui de ce fait était plutôt diminuée de hauteur. La couche celluleuse sous-muqueuse est hypertrophiée et les faisceaux conjonctifs sont d'autant plus denses que l'on s'approche davantage de la muqueuse. Sclérose interstitielle de la tunique musculeuse. Absence de tissu néoplasique.

Dans le duodénum et dans la partie droite du colon transverse, régions qui à l'œil nu n'étaient pas modifiées, on constate une infiltration abondante de cellules rondes et un élargissement considérable des colonnes conjonctives inter glandulaires.

Le tissu conjonctif rétro-péritonéal est constitué par des faisceaux fibreux épais.

Les ganglions lymphatiques présentent les lésions de l'adénite chronique.

En présence de ces faits, les auteurs passent en revue les différentes hypothèses précédemment émises sur les cas de ce genre et cherchent s'il est possible de les appliquer à leur observation. Le cancer est éliminé, car l'analyse minutieuse des coupes portant sur la muqueuse, ne permet pas d'autre diagnostic que celui de gastrite chronique.

« D'une part, l'épaississement de la trame interstitielle, embryonnaire dans les points les moins malades, subissant plus tard, progressivement, l'organisation fibreuse, se rétractant et aboutissant à la sclérose ; d'autre part, atrophie dégénératrice des cellules des glandes gastriques étouffées par la prolifération conjonctive, et, par place, formation de kystes muqueux glandulaires. »

Reste à préciser l'influence des lésions scléreuses du tissu rétro-péritonéal et de la couche sous-muqueuse sur l'évolution des lésions de la muqueuse. Dans tous les points examinés, l'intensité des lésions dans les deux zones était proportionnelle. Quand la rétro-péritonite était très-accusée, la gastrite l'était également. Si l'on fait remarquer que les lésions scléreuses de l'épiploon gastro-hépatique ont provoqué l'oblitération du canal cholédoque, des lésions de l'artère hépatique et de la veine-porte, et secondairement des altérations profondes du parenchyme hépatique, on est amené à se demander s'il n'en peut être de même pour l'estomac. C'est une hypothèse qui ne saurait être définitivement jugée actuellement. Quant à la nature intime des lésions, elle n'est pas plus élucidée ; éthylisme, tuberculose, traumatisme antérieur ne semblent pas capables à eux seuls de provoquer l'hypertrophie scléreuse de l'estomac. Il faut admettre que chez certains sujets, le tissu cellulaire a une tendance à s'hypertrophier et à s'indurer sous l'influence d'une cause provocatrice.

Les lésions de la muqueuse, dans certains cas ; des infections transmises par la voie sanguine, dans d'autres cas, peuvent être le point de départ d'une irritation du tissu conjonctif. Une réaction exagérée se produit alors et les lésions secondaires prennent le pas sur les lésions qui étaient les premières en date.

M. Letulle rapporte un cas de linite plastique observé sur un alcoolique invétéré, qui avait présenté des troubles fonctionnels très-précoces de l'estomac.

Malade depuis huit mois, entré à l'hôpital avec des symptômes de cirrhose atrophique, cet homme meurt quinze jours après.

A l'autopsie, l'estomac a la forme d'un gros boudin allongé ; sa dureté est considérable, ses parois ont partout une épaisseur uniforme de un centimère. La coupe blanche, ligneuse, fit porter, par plusieurs membres de la Société Anatomique, le diagnostic de cancer diffus.

Or, l'examen histologique montra qu'il s'agissait d'une sclérose développée à un degré extrême dans les parois stomacales. La muqueuse est profondément altérée, les culs-de-sacs glandulaires sont détruits ou déformés, séparés par des tractus fibreux, épais, nombreux. Les couches sous-muqueuses et musculaires sont considérablement épaissies.

Péritoine. — Derrière l'estomac se trouve une masse de tissu conjonctif dense, dans laquelle il faut sculpter à coups de scalpel, pour dégager la face postérieure de l'estomac, le pancréas, les ganglions et l'épiploon gastro-hépatique, Celui-ci a l'aspect d'une bande fibreuse, épaisse et résistante.

Le grand épiploon est ratatiné, réduit à quelques nodosités dures, appendues à la grande courbure de l'estomac. Le foie est cirrhotique, la rate est indurée ; une coque fibreuse très-épaisse les entoure.

Nous n'insisterons pas davantage ; il s'agit d'une gastrite scléreuse, distincte du cancer, signalée par Andral, Cruveilhier, analysée histologiquement par les médecins anglais Wilks, Hare et d'autres encore.

M. Pilliet présente, en 1889, à la Société Anatomique (1),
un cas de sclérose sous-muqueuse, avec hypertrophie
musculaire de là portion pylorique de l'estomac. Il s'agit
d'un vieillard, qui mourut à l'hôpital d'Ivry, après n'avoir
présenté comme symptômes que de la faiblesse générale
et une dyspepsie assez marquée, sans vomissements ni
tumeur accessible.

A l'autopsie, on trouva au voisinage du pylore une
hypertrophie de la portion sous-muqueuse de l'estomac.
L'épaississement est régulier, sans bosselures, la surface
péritonéale est lisse. La portion épaisse est grisâtre et
nacrée à la coupe : on y distingue très-bien des faisceaux
plus blancs, qui la cloisonnent en allant de la muqueuse au
péritoine. La muqueuse est épaisse, blanche. On y distingue
deux ou trois ulcérations. L'orifice pylorique est rétréci,
mais perméable. Il n'y a pas de lymphangite cancéreuse de
l'épiploon, ni du péritoine, pas de noyaux secondaires dans
le foie.

A l'examen histologique, on constate l'allongement des
villosités, l'infiltration du chorion par une quantité considérable de petites cellules rondes, étoilées ou fusiformes, le
pelotonnement exagéré des prolongements glandulaires et
l'évolution kystique d'un certain nombre de culs-de-sacs
profonds. Dans un certain nombre de tubes glandulaires,
les éléments sont petits et serrés; la portion muqueuse, en
général très-développée dans les cellules pyloriques, est
considérablement diminuée. Elle est au contraire bien nette
au niveau des dilatations kystiques.

Dans la sous-muqueuse, les follicules clos sont nombreux,
mais petits et englobés dans le tissu d'infiltration. La
musculaire muqueuse est très-accrue. Les veines sont
nombreuses et flexueuses. Leur tunique musculaire est
très-épaissie; de leur couche externe, se détachent des

(1) M. Pilliet, *Bulletin de la Société anatomique,* octobre 1889.

bandes conjonctives qui les relient aux tissus ambiants. Cette sclérose autour des vaisseaux contribue à l'induration de la couche celluleuse de glissement. Le tissu musculaire hyperplasié forme au-dessous un feutrage de plans, qui échappe à toute description sur les coupes. Les faisceaux de fibres lisses forment de larges nappes entrecroisées, dont l'aspect rappelle beaucoup celui d'un fibro-myôme de l'utérus. Tout ce tissu est découpé par un réseau de capillaires, accompagnés d'assez nombreuses petites cellules rondes et contenus dans des travées fibreuses bien nettes. Il en résulte l'aspect d'un tissu chroniquement enflammé. Quelques-uns de ces capillaires contiennent des globules rouges, d'autres sont vides : leur nature est assez difficile à déterminer. La configuration de leur réseau rappelle la disposition des lymphatiques, mais on ne peut rien affirmer à cet égard. Les faisceaux musculaires sont, en beaucoup de points, morcelés par une sclérose interstitielle.

Le péritoine n'est pas épaissi ; nulle part on ne trouve d'amas épithéliaux ni rien qui puisse faire songer à une affection cancéreuse.

M. Pilliet, à propos de ce cas, fait remarquer que le diagnostic différentiel avec le carcinôme fibreux est presque impossible à l'œil nu, et que, souvent même, l'examen histologique ne vient pas lever les doutes, car on n'est jamais assuré, même après des examens répétés, de n'avoir pas laissé échapper une alvéole cancéreuse, perdue au milieu d'un stroma fibreux exubérant. Si l'examen des ganglions ne vient pas éclairer le diagnostic, le doute persiste.

Résumons pour clore cet historique, la thèse de M. Garret, de Lyon (1), sur un cas de cancer conjonctif sous-muqueux examiné par M. Bard :

A l'hôpital Saint-Pothin entre un malade présentant des

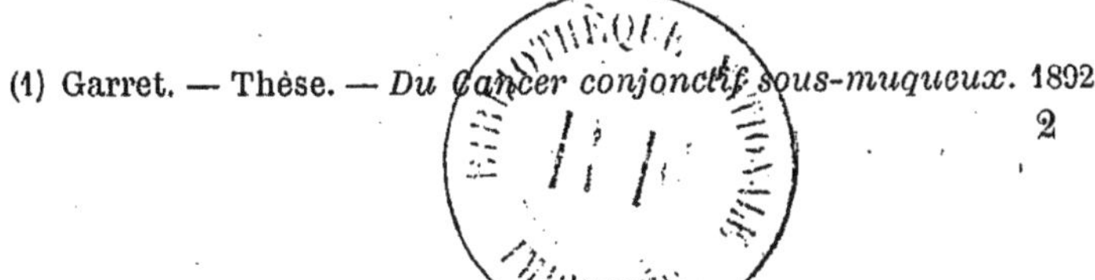

____

(1) Garret. — Thèse. — *Du cancer conjonctif sous-muqueux.* 1892.

troubles gastriques. La palpation de l'abdomen donne la sensation d'un sac volumineux à parois solides contenu dans cette cavité. Les troubles dyspeptiques s'accentuent, de la régurgitation apparaît, le malade meurt d'une pleurésie purulente.

A l'autopsie, on trouve un estomac dont les parois épaissies mesurent deux centimètres et demi. La tunique sous-muqueuse est remplacée par un tissu dur, sec. La séreuse péritonéale est indemne, mais la tête du pancréas et les ganglions préverterbraux sont envahis.

Examen microscopique : Sur la coupe perpendiculaire à la surface, on constate que la muqueuse a été à peu près détruite par l'invasion du tissu néoplasique sous-jacent. La musculaire de la muqueuse est dissociée par le néoplasme ; au-dessus d'elle, on ne rencontre que quelques rares culs-de-sacs glandulaires et des cellules néoplasiques.

Le tissu musculaire est hypertrophié ; les espaces interstitiels sont élargis ; on trouve même par place des interruptions liées à l'envahissement du néoplasme.

La tunique sous-muqueuse occupe un peu plus des deux tiers de la hauteur ; elle est en continuité avec les espaces interstitiels de la tunique musculaire. On y rencontre d'innombrables cellules dont le type est très-nettement caractérisé par leur noyau plus encore que par leur protoplasma dont les limites sont difficiles à apprécier. Les noyaux colorés uniformément en rouge vif présentent tous une forme un peu allongée en bâtonnets ; certains d'entre eux paraissent ronds, mais ne doivent cet aspect qu'à leur section perpendiculaire à leur axe. Dans l'intervalle des noyaux, on aperçoit quelques fibres conjonctives très-nombreuses à morphologie peu distincte, et constituées plutôt par des amas de substance conjonctive un peu diffuse que par de véritables fibres. De plus, on rencontre un plus grand nombre de fibrilles ou de grains élastiques de conformation imparfaite, mais reconnaissables à leur aspect et à leur coloration ébauchée par l'acide picrique.

L'aspect du néoplasme est à peu près uniforme dans toute l'étendue de la préparation. Il existe cependant des îlots où les cellules sont plus jeunes et plus rondes et ne présentent presque pas de formation intercellulaire, tandis que sur d'autres points, les fibres, un peu plus nombreuses et un peu mieux conformées, séparent les noyaux cellulaires moins nombreux et plus allongés.

Les cellules ne présentent aucune orientation déterminée et sont dirigées dans les sens les plus divers. Par places, un certain nombre présentent une sorte de parallélisme et un aspect un peu fasciculé; mais ces faisceaux sont peu étendus, se perdent rapidement dans le tissu ambiant et ne présentent eux-mêmes aucune orientation uniforme. Nulle part on ne rencontre de tissu cicatriciel, de sclérose organisée, non plus que d'îlots à tendance suppurative, pouvant être considérés comme des abcès biliaires.

On ne trouve nulle part, incluses dans ce tissu, de cellules épithéliales, mêmes embryonnaires. On n'y rencontre pas non plus de vaisseaux; par suite, ni endartérite, ni périatérite.

L'aspect est tout à fait semblable, dans son ensemble, à celui que l'on rencontre dans les tumeurs sous-cutanées ou intra-musculaires, que l'on désigne, dans les classifications ordinaires, sous le nom de sarcomes fusiformes.

Voici les déductions que M. Garret tire de cet examen :

Si, d'une part, on attribue au tissu conjonctif sous-muqueux du tube digestif les propriétés que tout le monde s'accorde à reconnaître au tissu conjonctif des organes périphériques; si les cellules connectives de l'estomac peuvent évoluer dans un sens néoplasique non moins que ses cellules épithéliales et musculaires (M. Ranvier : Myôme, de l'estomac); si l'on admet, avec plusieurs auteurs anglais, avec MM. Hanot et Gombault, que cette lésion peut se produire sans filiation évidente avec un processus antérieur, inflammatoire ou cancéreux épithélial, ce qui se présente dans le cas considéré, on peut tirer cette conclusion : que la tumeur examinée par M. Bard, identique, comme constitution histologique, au sarcome fusiforme, n'est autre qu'un *cancer conjonctif sous-muqueux.*

En résumé, il existe une affection de l'estomac donnant lieu aux symptômes plus ou moins accusés du cancer de l'estomac, caractérisée anatomiquement par une hypertrophie scléreuse des parois de l'organe, mais ne présentant pas, au point de vue de sa nature intime, des caractères précis Cette affection a été considérée, tour à tour, comme relevant d'un cancer atrophique, ou d'une gastrite chronique, ou de lésions du tissu conjonctif s'hypertrophiant chez certains sujets, prédisposés à la suite d'une cause provocatrice encore indéterminée. Aujourd'hui, la question pathogénique se pose encore et l'on est autorisé à publier, à titre de document, les observations qui peuvent lui apporter quelque éclaircissement.

OBSERVATION INÉDITE

Linitis. Cancer.

Mort. Autopsie.

B..., Charles, âgé de 54 ans, habitant Rouen, entré le 4 avril 1895 à l'Hôtel-Dieu, salle 10, lit 24, dans le service de M. le docteur Olivier.

On ne sait rien de ses antécédents héréditaires. Son père et sa mère sont morts d'accidents inconnus.

Pas d'enfants; sa femme est bien portante.

Quant à lui, sauf la maladie actuelle, il n'a jamais été souffrant. Il a été soigné, salle 19, voilà six mois, pour une gastrite chronique, début de l'affection qui l'a amené dans le service. C'est un buveur; il absorbait deux ou trois litres de liquides alcooliques, surtout du café avec de l'eau-de-vie. Aussi, depuis plusieurs années, a-t-il d'abondantes pituites le matin.

C'est seulement depuis huit mois qu'il a cessé ses excès, en présence des premiers accidents. A chaque moment, après avoir pris un aliment quelconque, il vomissait sans effort un liquide aqueux, légèrement trouble, avec des mucosités.

A son entrée dans le service, le 4 avril, les mêmes phénomènes se produisent. De plus, le malade ne peut ingérer d'aliments solides, qui ne passent plus. Il ne boit que du lait, deux litres, à petites gorgées. Du reste, nul appétit, la langue est blanche, un peu saburrale.

Selles régulières.

Au creux épigastrique et dans les flancs, douleur continue,

exagérée par la pression; les muscles de la paroi antérieure de l'abdomen sont contractés, rendent le palper impossible.

Pas de ganglions sus-claviculaires.

Appareil respiratoire normal.

Pour la circulation : athérome des radiales; temporales sinueuses, jamais d'œdème. — Rien au cœur.

Du côté du système nerveux : abolition des réflexes patellaires, insomnies, cauchemars effrayants, caractère sombre.

Miction normale, rien dans les urines.

Il aurait beaucoup maigri. Teint terreux, pâle, muqueuses décolorées.

On le met au traitement du lait, potion cocaïnisée; quelques jours plus tard, comme les vomissements ne se calment pas, vésicatoire au creux épigastrique.

23 Avril. — Les vomissements persistent, moins nombreux pourtant, toujours muqueux. Le malade boit environ deux litres de lait.

En l'examinant à nouveau, les muscles étant, cette fois, suffisamment relâchés, on sent au creux épigastrique une tumeur de la grosseur du poing. Cachée en partie par les fausses côtes, elle les déborde de trois travers de doigts; une ligne horizontale détermine le bord inférieur.

M. Olivier fait alors le diagnostic de carcinome de l'estomac, diagnostic confirmé, semble-t-il, par le teint paille très-net.

4 Mai. — Malgré son état stationnaire, le malade fait signer son exéat. Ne pouvant le soigner, sa femme prie qu'on le garde. C'est le point de départ d'un délire furieux : injures, cris violents.

Le calme renaît après trois jours d'isolement, mais le malade est absolument déprimé, taciturne, gémissant tout bas.

En quelques jours, l'état général empire; dents fuligineuses, langue rôtie, quelques crachats spumeux rougeâtres. Absorption difficile d'un litre de lait et d'un peu de café. — Constipation.

Amaigrissement très-prononcé, léger œdème des jambes

A partir du 9 mai, le malade ne boit plus qu'un peu de café.

Il demeure toute la journée la mâchoire inférieure tombante, ne s'éveillant de sa torpeur que pour vomir.

Le 12 mai, mort.

AUTOPSIE.

L'estomac est en partie caché par les fausses côtes, débordant un peu.

Direction horizontale, forme plus cylindrique que conique, en boyau. Pas de bosselures. Au toucher, sensation de caoutchouc.

Dimensions.

Petite courbure, longueur..........	11 centimètres.
Grande courbure, longueur........	25 —
Grosse tubérosité, hauteur........	7 —
Petite tubérosité, hauteur..........	4 —

Ouvert, l'estomac présente une muqueuse d'aspect sain, tomenteuse, gris foncé.

A la coupe, la paroi, d'aspect squirrheux, présente, au cardia, une épaisseur de 2 centimètres et de 1 centimètre au pylore.

Les trois couches sont très-distinctes, la musculeuse paraît plus épaisse, atteint un centimètre. Cet épaississement de la paroi stomacale se continue sur l'œsophage jusqu'à la crosse de l'aorte, où reparaissent les dimensions ordinaires.

La muqueuse de l'œsophage est normale, blanche, à plis longitudinaux qui vont disparaître sur la muqueuse stomacale, très-mobile.

Au niveau du cardia, et jusqu'à 3 centimètres au-dessus, l'œsophage est rétréci, ne permet que l'introduction d'une sonde cannelée de moyenne grosseur.

Le diaphragme et la valvule pylorique paraissent intacts, ainsi que le duodénum.

L'intestin grêle est bourré de matières fécales, de consistance d'argile, ocreuses.

Un anneau, d'aspect scléreux, épais de 6 millimètres, large de 2 centimètres, cercle le milieu du colon transverse.

Sur l'intestin grêle, de l'insertion du péritoine, partent des bouts de brides semblables.

Elles alternent irrégulièrement avec des arborisations vasculaires, à contenu blanchâtre, nées également à l'insertion du mésentère.

Les insertions des épiploons gastro-hépatique et gastro-colique sont bordées de petits ganglions de la grosseur de haricots.

A la coupe, les ganglions présentent un tissu blanchâtre, rosé, friable.

Tout le mésentère est infiltré de ces ganglions, de même grosseur que les précédents, ou plus petits, maintenus dans l'épaisseur du péritoine, facilement énucléables.

Petits ganglions sur la sous-clavière gauche.

Le foie est gris, marqué de taches purpurines d'un demi centimètre de diamètre. Rien à la coupe.

Vésicule biliaire distendue.

Bile brune.

Rate normale.

Dégénérescence graisseuse de la substance corticale des reins.

Rien au cœur.

Œdème pulmonaire des bases.

Rien dans la plèvre.

Déformation légère de la colonne vertébrale lombaire; quelques exostoses des corps.

A la coupe, cavernes cancéreuses dans les corps des 2e, 3e, 4e vertèbres, admettant une noisette, se prolongeant presque jusqu'au canal médullaire. Elles sont remplies d'une matière osseuse, brune, ramollie, presque liquide.

De même dans les corps des 5e, 7e, 10e, 11e dorsales.

La colonne cervicale est aplatie d'avant en arrière; on n'y trouve pas de cavernes.

EXAMEN MICROSCOPIQUE

(Les pièces ont été fixées dans le sublimé acétique et dans l'alcool. L'inclusion dans la paraffine a permis de faire des coupes à 1/200ᵉ de millimètre avec microtome de Ménard).

Estomac

Les examens pratiqués sur plusieurs régions ont donné les mêmes résultats.

Faible grossissement. — Objectif 2. de Leitz, oc I.

Les différentes tuniques de l'estomac participent à l'hypertrophie, sans qu'il y ait prédominance marquée pour l'une d'elles. La surface muqueuse est irrégulière et mamelonnée. Sur les mamelons formant une saillie qui atteint parfois un centimètre de hauteur, on constate le développement de villosités très-grêles, constituant un fin chevelu au-dessus du plan de la muqueuse. Les culs-de-sacs glandulaires se distinguent mal. La tunique de Brücke est épaissie. Plus profondément, entre la couche musculaire et la couche celluleuse sous-muqueuse hypertrophiée, on constate une mince bande festonnée, colorée en jaune par l'acide picrique et que nous verrons présenter les caractères du tissu élastique. La couche musculaire ne présente rien de spécial, sauf l'existence d'îlots conjonctifs, colorés en rose par le picro-carmin et reliés par des bandes conjonctives à la couche celluleuse sus-jacente. Le tissu cellulaire sous-péritonéal est épaissi, et l'on distingue entre le péritoine et la couche musculaire des nodules mal colorés, et sur la nature desquels nous aurons à revenir.

Fort grossissement. Objectif 7. de Leitz.

Suivons maintenant pas à pas les différentes tuniques en les examinant à un fort grossissement :

a. Couche muqueuse. — Dans la plus grande partie de la muqueuse, l'organisation glandulaire a été profondément remaniée et est devenue méconnaissable. Les cellules se colorent mal, les culs-de-sacs des glandes ne sont plus visibles, les cellules sont boursouflées, desquammées, leur noyau se colore mal. Beaucoup de cellules sont déformées et présentent des formes atypiques, ne rappelant que de très-loin le type normal. Le tissu conjonctif, abondant dans cette région, forme des travées scléreuses entourant les glandes et s'élevant vers la surface libre de la muqueuse.

La couche de Brücke, épaissie, infiltrée par quelques leucocytes, présente quelques alvéoles remplies de cellules épithéliales atypiques qu'on doit regarder comme des cellules de cancer.

b. Couche celluleuse. — Au-dessous de la zone des glandes et dans la couche celluleuse, on trouve, au milieu du tissu conjonctif, des alvéoles bourrées de cellules déformées, détachées de la paroi (alvéoles cancéreuses). Ces cellules épithéliales atypiques existent également en dehors des alvéoles, tantôt isolées, tantôt sous forme de longues traînées dissociant les travées conjonctives. Les leucocytes sont nombreux dans la partie la plus superficielle de la tunique celluleuse; ils diminuent dans la partie profonde à mesure que le tissu conjonctif devient plus dense, et s'orientent parallèlement à la direction des fibres de la couche musculaire sous-jacente.

Les vaisseaux ont des parois épaissies, infiltrées de cellules jeunes. Dans toute l'étendue de la préparation, la tunique celluleuse se transforme profondément en une lame élastique festonnée, limitant la couche musculaire. Quelques coupes ayant été traitées par la potasse à chaud, cette lame a résisté, et l'on a pu constater qu'elle envoyait des prolongements dans la tunique musculaire et dans la tunique celluleuse. Examinée à un fort grossissement, cette lame rappelle la lame élastique interne des artères ; elle en diffère par son épaisseur beaucoup plus grande.

c. Couche musculaire. — Cette couche est très-nettement hypertrophiée. De place en place, elle est interrompue par des faisceaux conjonctifs partis de la tunique celluleuse, refoulant la lame élastique, et venant s'étaler en formant des flots ou de larges bandes parallèles à la direction des fibres musculaires. Les travées conjonctives sont parsemées d'un grand nombre de leucocytes et de cellules cancéreuses. En dehors des bandes conjonctives, on ne retrouve que rarement dans le muscle des éléments anormaux.

d. Couche séreuse. — La tunique musculaire repose sur la couche celluleuse sous-péritonéale considérablement épaissie. Les leucocytes y sont assez rares. En certains points, le péritoine se soulève et laisse entre lui et la couche sous-séreuse des nodules de la grosseur d'une lentille. Les petites tumeurs entourées de toutes parts par un tissu conjonctif plus dense ne sont autre chose que des nodules cancéreux.

Colon Transverse.

Faible grossissement.

Toutes les couches sont épaissies, mais la celluleuse sous-muqueuse est plus altérée que les autres tuniques. On reconnaît la coupe des glandes dans certaines parties ; la tunique celluleuse est parcourue par des traînées d'éléments ronds, colorés fortement. De sa partie profonde partent des bandes conjonctives qui s'enfoncent dans la tunique musculaire et vont rejoindre la séreuse.

Fort grossissement.

a. La muqueuse est épaissie sans altérations à sa surface. On retrouve, mais avec moins de netteté que normalement, les travées épithéliales des canaux glandulaires disposées en longues bandes perpendiculaires à la surface muqueuse. A un fort grossissement, on constate que les cellules sónt en grande partie modifiées, surtout dans la partie profonde de la muqueuse. Les cellules épithéliales sont déformées, mal colorées ; beaucoup n'adhèrent plus aux parois des culs-de-sacs glandulaires et sont tombées dans la cavité. Dans les parties superficielles, les tractus conjonctifs partis de la couche celluleuse s'interposent entre les conduits glandulaires et les refoulent. Dans les parties les plus atteintes, l'organisation de la muqueuse a été profondément modifiée par les éléments néoplasiques ; on ne retrouve plus que difficilement les caractères de la structure normale, et, depuis la surface de la muqueuse jusqu'à la tunique celluleuse, c'est une série ininterrompue d'alvéoles bourrées de cellules carcinomateuses.

b. Les lésions les plus étendues portent sur la celluleuse. L'hypertrophie de cette tunique est évidente. Les follicules clos, facilement reconnaissables, contiennent un certain nombre de productions concéreuses. Quant à la tunique celluleuse elle-même, l'examen permet de confirmer les constatations faites avec un grossissement plus faible. Notons toutefois qu'en certains points, le tissu conjonctif très dense est devenu fibreux, et qu'entre les mailles serrées sont des alvéoles avec des cellules déformées et en voie d'atrophie. Les vaisseaux ont des parois très épaisses.

c. Couche musculaire. — Elle est dissociée par des faisceaux conjonctifs partis de la tunique celluleuse sous-muqueuse. Quelques traînées de leucocytes accompagnent ces traînées conjonctives.

d. La séreuse est doublée d'une couche conjonctive dense au milieu de laquelle sont quelques îlots très rares de cellules cancéreuses.

Œsophage

Ce sont les éléments musculaires qui sont les plus hypertrophiés. La tunique de Brücke et la couche musculaire sont de beaucoup les plus augmentées de volume. La muqueuse proprement dite et la couche celluleuse sous-jacente présentent des dimensions sensiblement normales.

A un fort grossissement, on constate l'intégrité de la muqueuse. Epithélium, glandes et canaux excréteurs n'ont subi aucune altération. Les lésions cancéreuses apparaissent dans la couche celluleuse. Entre la tunique de Brücke et la couche musculaire, on trouve en effet, au milieu du tissu cellulaire, des traînées de grosses cellules déformées, tantôt disposées en longues files occupant ces fentes lymphatiques, tantôt groupées en îlots enserrés dans un tissu conjonctif plus dense et figurant nettement des alvéoles cancéreuses. Le tissu néoplasique existe surtout au-dessus de la *muscularis mucosœ;* à mesure que l'on se rapproche de la couche musculaire, les cellules de cancer sont plus rares. Il existe même, sur toutes les préparations que nous avons examinées, une bande celluleuse absolument saine, bordant la couche musculaire,

La couche musculaire est hypertrophiée; il ne paraît point y avoir exagération du nombre des noyaux. Les travées conjonctives séparant normalement les faisceaux musculaires ne sont pas sensiblement modifiées.

Il faut seulement signaler une augmentation de volume

de la couche celluleuse qui sépare les fibres musculaires longitudinales des fibres circulaires. On rencontre dans cette région un assez grand nombre de leucocytes ; les vaisseaux sont épaissis ; il n'y a point de cellules cancéreuses.

Ganglions lymphatiques

Peu volumineux, très-nombreux dans l'épiploon gastro-hépathique et le mésentère, ils ont un aspect blanchâtre et leur consistance est ferme.

Sur les coupes, le ganglion apparaît traversé par des bandes fibreuses qui le divisent en territoires isolés les uns des autres ; certaines zones sont complètement sclérosées, d'autres rappellent encore le tissu ganglionnaire normal, mais leur reticulum est épaissi ; les mailles sont moins déliées que dans des ganglions sains et les cellules blanches y sont moins nombreuses. Enfin, en certains points, au milieu d'un territoire dont la structure est peu modifiée, on trouve des groupes de cellules à gros noyaux, déformées, se colorant beaucoup moins bien par les réactifs. Ces cellules présentent bien nettement les caractères des cellules cancéreuses. Dans quelques-unes on trouve des déformations qui rappellent les inclusions cellulaires.

Colonne vertébrale

La dissociation des produits de raclage obtenus au niveau des foyers ramollis de la colonne vertébrale, a permis de constater l'existence de grandes cellules irréguliéres à gros noyau (cellules carcinomateuses).

EXPLICATION DE LA PLANCHE

———

Figure 1. — *Coupe de la paroi stomàcale.*

a. — Muqueuse avec sa musculaire.
b. — Celluleuse sous-muqueuse.
c. — Couche élastiqùe.
d. — Tunique musculaire.
e. — Celluleuse sous-séreuse.
f. — Nodulé cancéreux sous-séreux.

Figure 3. — *Coupe de la paroi œsophagienne.*

a. — Muqueuse et muscularis mucosœ.
b. — Celluleuse sous-muqueuse.
c. — Filon cancéreux.
d. — Tunique musculaire.

Figure 5. — *Coupe d'un ganglion.*

a. — Travée conjonctive pénétrant dans le ganglion.

Figures 2, 4, 6. — *Zones prises respectivement dans les figures précédentes pour faire voir des cellules cancéreuses.*

a, a, a. — Cellules cancéreuses.

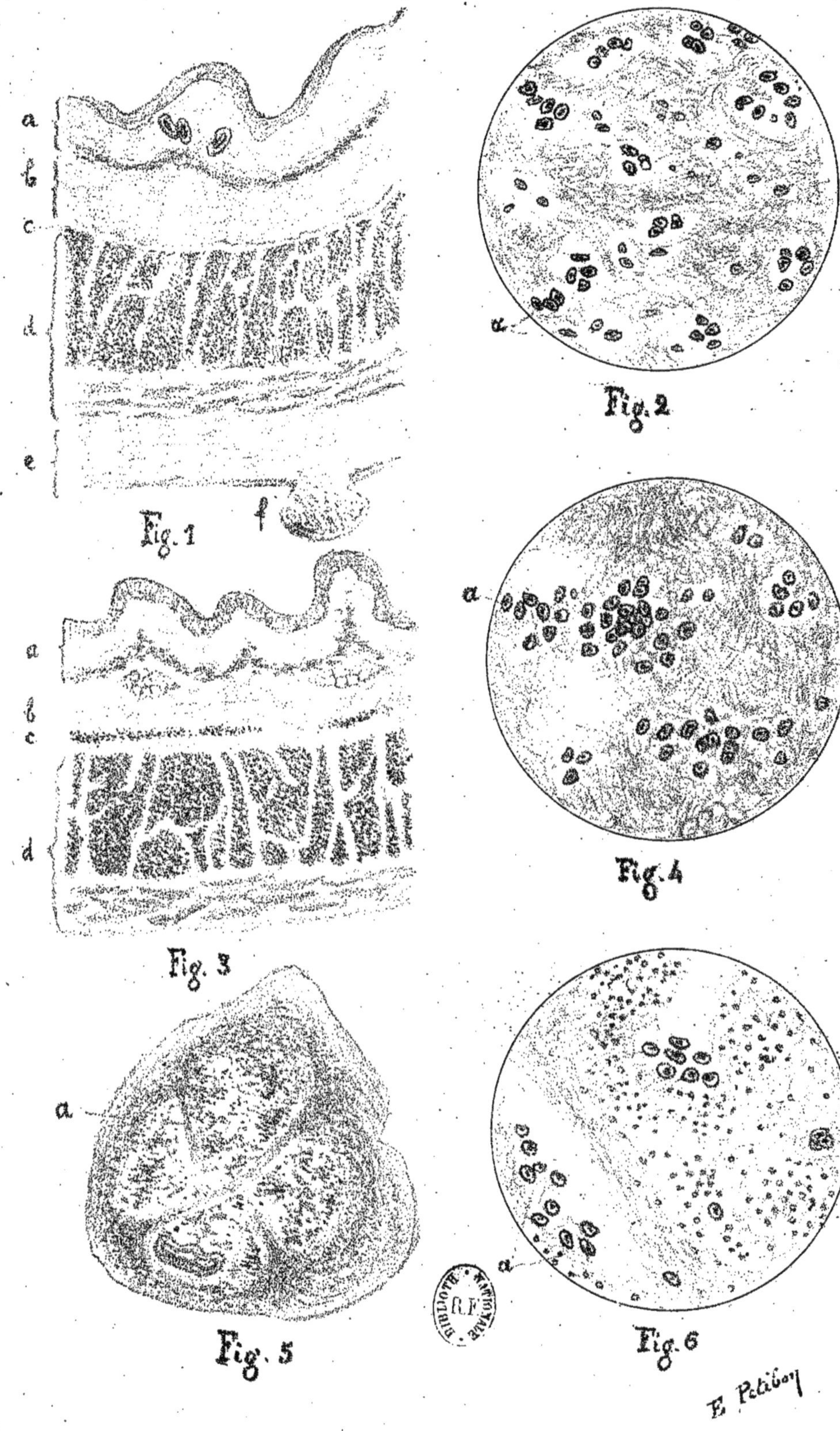

E. Petibon

DISCUSSION

Au point de vue clinique, nous relevons dans l'observation les symptômes d'un cancer de l'estomac. Troubles dyspeptiques, amaigrissement progressif, âge du malade, sensation d'une masse rénitente à la palpation, tous ces symptômes justifient le diagnostic de cancer.

L'autopsie montre qu'il existe une hypertrophie des parois de l'estomac et de l'œsophage, hypertrophie s'accompagnant d'une sclérose très-accusée que l'examen microscopique de la pièce met en évidence. Il n'y a pas d'ulcération cancéreuse. Si l'on s'en tient à ces constatations, on peut donc assimiler ce cas aux observations de linite plastique ou hypertrophie scléreuse de l'estomac déjà publiées par les auteurs ; on constate que la linite plastique donne lieu aux symptômes plus ou moins précis du cancer de l'estomac.

Le fait ainsi considéré n'en restait pas moins intéressant par l'étendue remarquable des lésions qui comprennent non-seulement l'estomac dans son entier, mais encore la plus grande partie de l'œsophage. Il existait en outre quelques bandes d'épaississement en certains points du colon transverse.

Toutefois, l'attention était bientôt éveillée par la découverte de foyers ramollis dans la colonne vertébrale s'accompagnant en certains points d'hyperostose. Cette constatation éveillait l'idée de cancer que devait bientôt confirmer l'examen microscopique des foyers de la colonne vertébrale. Les coupes pratiquées dans l'estomac, dans l'œsophage, dans les bandes fibreuses de l'intestin et dans les ganglions, y démontraient la présence de productions cancéreuses.

Rappelons que dans l'estomac les glandes sont désagrégées, et qu'on ne retrouve plus que rarement la disposition classique des longues traînées épithéliales perpendiculaires à la surface muqueuse. Par contre, il existe un grand nombre de cellules atypiques à gros noyau, irrégulièrement disposées entre les conduits glandulaires. L'existence de ces cellules atypiques serait suffisante pour affirmer le développement du néoplasme. Mais, plus profondément, la lésion est encore plus évidente. Dans la couche celluleuse très-hypertrophiée sont des alvéoles cancéreuses très-nettes. Cette couche celluleuse, qui, dans sa partie superficielle, pénètre entre les conduits et les culs-de-sacs glandulaires, se condense profondément et devient nettement fibreuse. Elle reste séparée de la musculaire par une zone élastique peu épaisse, colorée en jaune par l'acide picrique, présentant l'aspect festonné de la tunique élastique interne des artères. Les coupes ayant été traitées par la potasse à chaud, puis colorées à l'acide picrique, on constata l'existence d'un feutrage très-réfringent, constitué, sans aucun doute, par des éléments élastiques. L'on put suivre un certain nombre de fibres élastiques parcourant la couche celluleuse et s'insérant sur la lame festonnée sous-jacente. Dans la couche musculaire, les productions cancéreuses sont rares, et l'on retrouve seulement quelques cellules atypiques au milieu d'îlots conjonctifs, qui, partis de la tunique celluleuse, ont pénétré profondément en dissociant les fibres musculaires. La séreuse est très-épaissie et doublée d'une tunique celluleuse qui atteint la moitié de l'épaisseur de la tunique musculaire. On y rencontre de nombreuses alvéoles avec des cellules cancéreuses. Enfin, entre la séreuse et la couche cellulaire dont nous venons de parler sont de petits noyaux visibles à l'œil nu et constitués en entier par des productions néoplastiques.

Si nous ajoutons les résultats analogues fournis par l'œsophage, l'intestin et surtout les ganglions ; si nous rappelons l'existence de noyaux cancéreux dans la colonne vertébrale, nous arrivons à cette conclusion formelle : qu'il existait dans notre cas un cancer.

Mais l'existence d'un cancer étant posée, le problème n'est pas encore résolu. A côté du cancer, nous relevons une prolifération considérable du tissu conjonctif, s'étant affirmée de toutes parts par l'hyperplasie des éléments mésodermiques (fibres conjonctives, élastiques, musculaires, trame osseuse). L'on doit alors se demander si le cancer a été le premier en date, ou s'il est venu se greffer sur un terrain déjà profondément modifié.

Voyons quels arguments l'on peut invoquer en faveur de l'une et l'autre hypothèse.

Deux ordres de faits sont connus : le cancer de l'estomac donne toujours lieu, dans la région où il évolue, à une réaction qui se traduit par une leucocytose plus ou moins marquée. Cette leucocytose est suivie de la production de tissus conjonctifs jeunes qui amènent une hypertrophie de la région dans son ensemble. L'importance de cette production est variable et donne lieu, quand elle est très-marquée, aux formes squirrheuses du cancer. Ces tumeurs sont habituellement assez limitées, parfois elles s'étendent en nappes et occupent une portion assez étendue de l'estomac. Jamais elles n'acquièrent l'importance de la lésion que nous avons observée.

D'autre part, nous lisons dans le *Traité de Médecine* de MM. Charcot, Bouchard, Brissaud (tome III, page 307) :

« M. A. Lafitte a pratiqué l'examen histologique de l'estomac de lapins intoxiqués par l'alcool, le vin ou l'absinthe pendant un temps prolongé (trois à quinze mois). Voici les lésions qu'il a relevées dans ces importantes expériences.

Au microscope, on peut décrire trois formes principales à la gastrite alcoolique expérimentale :

1° *Gastrite catarrhale superficielle.* — L'épithélium est desquammé, on le détache par lambeaux. Dans ce cas, il se forme une sorte de membrane épithélioïde détachée de la muqueuse. Une couche épaisse de mucus englobe des cellules desquammées et quelques cellules rondes. L'orifice des glandes est dilaté et l'épithélium du conduit excréteur est en dégénérescence muqueuse. Le corps glandulaire est intact; il n'y a ni sclérose, ni hémorrhagie.

2° *Gastrite atrophique.* — Disparition du revêtement épithélial de la muqueuse, atrophie des glandes séparées les unes des autres par de longs espaces clairs où l'on trouve quelques cellules rondes. Les contours des glandes sont indécis et l'épithélium du revêtement est tantôt desquammé, tantôt ratatiné, prenant mal les réactifs colorants. Cette forme s'accompagne souvent d'hémorrhagies sous-glandulaires, tantôt circonscrites, tantôt diffuses et s'insinuant alors entre les parois glandulaires.

3° *Gastrite scléreuse périglandulaire systématique.* — Chaque glande est nettement séparée de ses deux voisines par une bande de tissu conjonctif adulte. Parfois cette bande est très mince; d'autres fois elle égale la moitié de l'épaisseur d'une glande, de sorte que celle-ci est fortement diminuée de volume. La bande conjonctive commence au niveau d'un cul-de-sac glandulaire, l'enveloppe comme une sangle et s'élève sur les deux côtés de la glande, jusqu'aux deux tiers de sa hauteur où elle se perd. Parfois le tractus conjonctif prend naissance sur la *muscularis mucosæ* par une base élargie. Les cellules glandulaires se colorent bien, mais leur volume est diminué; il n'y a ni lésions vasculaires, ni hémorrhagies. »

M. Albert Mathieu ajoute qu'il a vu des lésions exactement

semblables sur un estomac atteint d'une lésion carcinoma-
teuse du cardia. La sclérose périglandulaire décrite par
M. Laffitte est évidemment le premier degré de la gastrite
avec sclérose hypertrophique.

Ce fait de pathologie expérimentale, rapproché des nombreuses observations auxquelles nous faisions allusion en
commençant, montre que la linite plastique existe en dehors
de toute production néoplasique.

Que pouvons-nous conclure?

Dans notre cas, des productions cancéreuses se retrouvent
dans tous les points où existe une hypertrophie des organes
estomac, œsophage, intestin, colonne vertébrale, ganglions.

Si l'on conçoit que l'hyperplasie conjonctive accompagne
toujours le cancer, la proposition réciproque reste inadmis-
sible. S'il s'agissait, chez notre malade, d'un trouble de nutrition des éléments conjonctifs, développé primitivement et se
traduisant par une hypergénèse de ces éléments, on ne com-
prendrait pas comment les éléments cancéreux se sont déve-
loppés dans toutes les régions où existe ce trouble de
nutrition. Ce fait, qui serait discutable si un organe seul
était en cause, devient inacceptable quand on considère la
diversité et la multiplicité des régions qui étaient atteintes
par le néoplasme chez notre malade.

Nous pensons donc que la lésion cancéreuse est la pre-
mière en date et que son développement a provoqué la
suractivité, puis la prolifération des éléments conjonctifs. Il
nous semble donc naturel de voir entre les deux faits, cancer
et hyperplasie conjonctive, une relation de cause à effet.

Cette prolifération conjonctive a pris dans le cas particu-
lier une intensité extraordinaire à laquelle une prédisposition individuelle, dont nous ne pouvons préciser la nature,
n'a pas été étrangère. Partout où existait le cancer, la
réaction mésodermique s'est affirmée au point de devenir
l'élément important. Le tissu conjonctif, le tissu musculaire
et les os ont proliféré. Dans les voies digestives, cette

hypertrophie a donné lieu au type anatomo-pathologique de l'hypertrophie scléreuse ou linite plastique Brinton. C'est le cancer avec cirrhose.

Nous pensons donc que ce cas doit être rapproché des observations déjà publiées.

Il prouve que la linite plastique peut être d'origine néoplasique. C'est un fait acquis auquel on doit donner une place à côté des hypothèses nombreuses émises pour expliquer cette affection dans des cas où le cancer a été mis hors de cause.

CONCLUSIONS

Il existe une affection de l'estomac appelée linite plastique présentant les symptômes cliniques des cancers de l'estomac et caractérisée au point de vue des lésions macroscopiques par un épaississement avec induration des parois de l'organe.

La pathogénie de cette affection paraît variable. La nature cancéreuse rejetée par plusieurs auteurs, doit être admise pour quelques cas.

L'hypothèse d'une hypertrophie primitive du tissu conjonctif sur laquelle se développeraient secondairement des lésions cancéreuses paraît peu probable ; on doit plutôt supposer que chez certains sujets, en vertu d'une prédisposition spéciale, le tissu conjonctif tend à se développer d'une manière exagérée sous l'influence d'une cause irritatrice quelconque.

Dans le cas que nous rapportons, le développement du cancer entraîna une prolifération conjonctive considérable.

Cette prolifération s'est affirmée, dans tous les points où le cancer s'est développé, avec autant de netteté dans le tissu conjonctif proprement dit que dans ses dérivés : os et muscles.

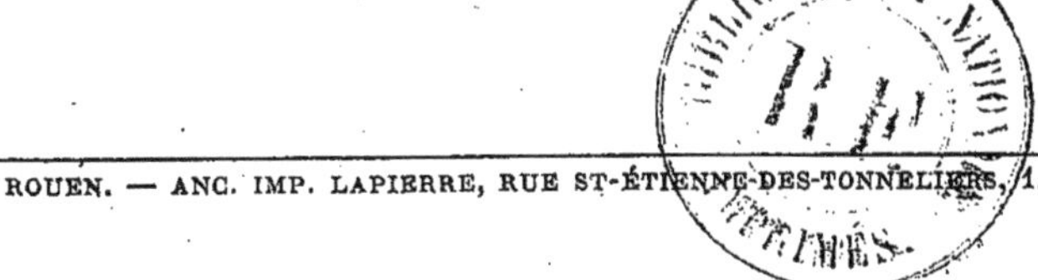

ROUEN. — ANC. IMP. LAPIERRE, RUE ST-ÉTIENNE-DES-TONNELIERS, 1.

9 782014 059663